Acerca de NCCN Guidelines for Patients®

NCCN National Comprehensive Cancer Network®

¿Sabía que los principales centros oncológicos de los Estados Unidos colaboran para mejorar la atención oncológica? Esta alianza de los principales centros oncológicos se denomina National Comprehensive Cancer Network® (NCCN®).

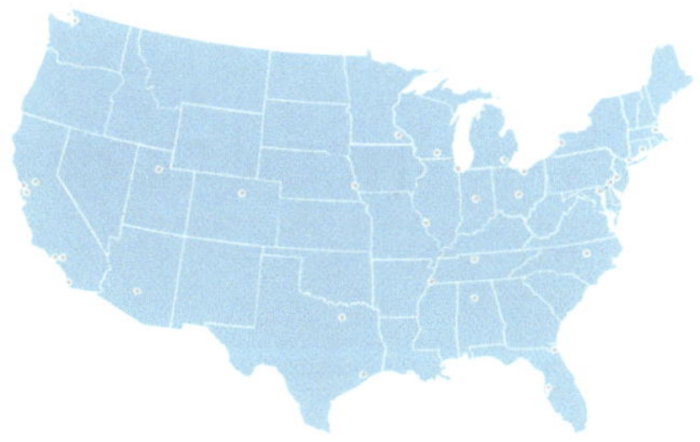

La atención oncológica está en cambio constante. NCCN elabora recomendaciones para la atención oncológica basadas en pruebas que utilizan los profesionales de atención médica de todo el mundo. Estas recomendaciones que se actualizan con frecuencia se denominan NCCN Clinical Practice Guidelines in Oncology (NCCN Guidelines®). NCCN Guidelines for Patients explican de manera sencilla estas recomendaciones de los expertos para las personas con cáncer y sus cuidadores.

Esta NCCN Guidelines for Patients se basa en NCCN Clinical Practice Guidelines in Oncology (NCCN Guidelines®) para la detección y el diagnóstico del cáncer de mama Versión 2.2025, del 28 de marzo de 2025.

Conozca cómo se preparan las NCCN Guidelines for Patients
NCCN.org/patient-guidelines-process

Ver NCCN Guidelines for Patients gratis en internet
NCCN.org/patientguidelines

Buscar un centro oncológico de NCCN cerca de usted
NCCN.org/cancercenters

Comuníquese con nosotros

Quiénes nos apoyan

NATIONAL COMPREHENSIVE CANCER NETWORK®
NCCN FOUNDATION
Guiding Treatment. Changing Lives.

NCCN Guidelines for Patients cuenta con el apoyo financiero de NCCN Foundation®

NCCN adapta, actualiza y aloja de forma independiente la guía de NCCN Guidelines for Patients. Nuestras empresas colaboradoras no participan en la elaboración de esta NCCN Guidelines for Patients y no se responsabilizan del contenido ni las recomendaciones que se incluyen en la presente guía.

Para hacer una donación u obtener más información, visite la página web o envíe un correo electrónico.

NCCNFoundation.org/Donate

PatientGuidelines@NCCN.org

Contenido

NCCN Foundation tiene como objetivo apoyar a los millones de pacientes y familias afectados por un diagnóstico de cáncer mediante la financiación y distribución de NCCN Guidelines for Patients. NCCN Foundation también se compromete a avanzar en los tratamientos contra el cáncer subsidiando a los médicos prometedores del país en el centro de innovación en cuanto a investigación del cáncer. Para obtener más detalles y acceder a la biblioteca completa de recursos para pacientes y cuidadores, visite NCCN.org/patients.

National Comprehensive Cancer Network (NCCN) y NCCN Foundation
3025 Chemical Road, Suite 100, Plymouth Meeting, PA 19462, EE. UU.

1

Acerca de la detección del cáncer de mama

Este tipo de cáncer comienza en las células de la mama. Las pruebas de detección del cáncer de mama y los exámenes mamarios periódicos ayudan a detectar el cáncer de mama en sus fases más tempranas y tratables.

¿Cuáles son las partes de la mama?

La mama es una glándula que se encuentra en el pecho. Se compone de conductos lácteos, grasa, nervios, vasos sanguíneos y linfáticos, ligamentos y otros tejidos conectores. Detrás de la mama se encuentran los músculos pectorales (pecho) y las costillas. Los músculos y ligamentos ayudan a mantener la mama en su lugar.

El tejido mamario contiene glándulas que pueden producir leche. Estas glándulas secretoras de leche se llaman lóbulos. Los lóbulos se ven como pequeños racimos de uvas. Unos tubos pequeños, llamados conductos, conectan los lóbulos con el pezón para transportar la leche materna. Una unidad lobular de conducto terminal (TDLU) es un lóbulo que se conecta con el extremo de un conducto lácteo pequeño.

¿Por qué es importante la detección del cáncer de mama?

El objetivo de la detección del cáncer de mama es descubrirlo de forma precoz. El cáncer de mama detectado en una fase temprana suele tratarse con más éxito, lo que reduce el riesgo de muerte por esta enfermedad. En este libro, se abarcan las recomendaciones de detección para las personas de sexo biológico femenino. También se habla de las opciones de detección y pruebas para personas gestantes o en período de lactancia (amamantamiento), y para quienes presenten dolor en las mamas, secreción del pezón, cambios en la piel, bultos u otros síntomas que requieran pruebas adicionales.

La mama

La mama es un órgano glandular compuesto por conductos lácteos, grasa, nervios, vasos sanguíneos y linfáticos, ligamentos y otros tejidos conectores.

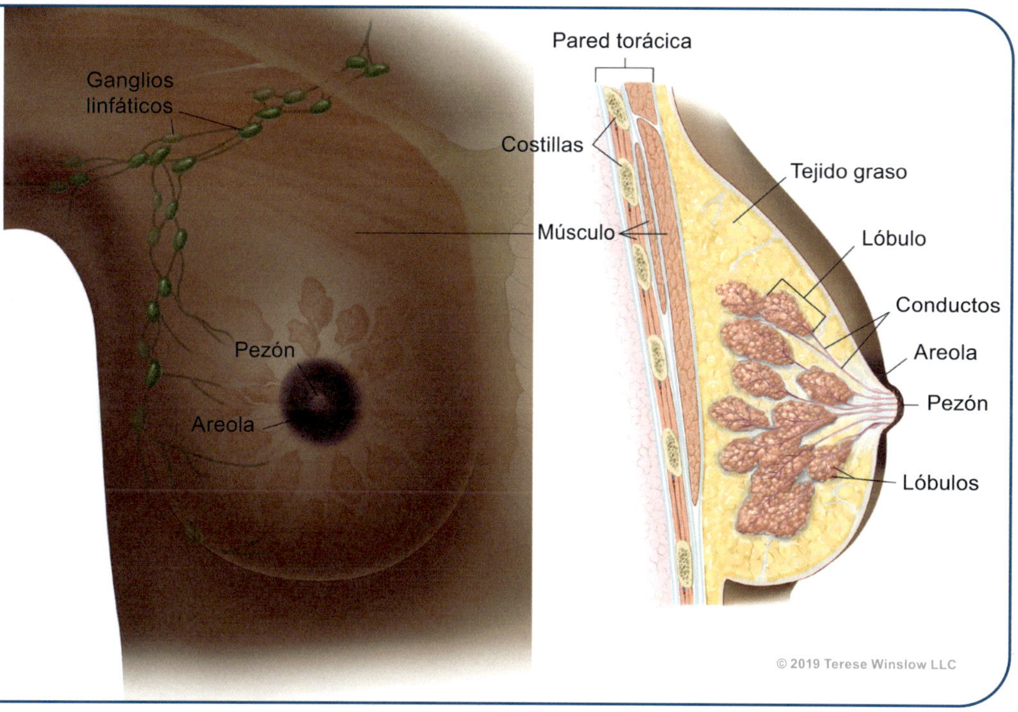

Personas de sexo biológico masculino

Cualquier persona puede padecer cáncer de mama, incluso las personas de sexo biológico masculino. Aunque existen algunas diferencias entre las personas con cáncer de mama de sexo biológico masculino y las de sexo biológico femenino, el tratamiento es muy similar para todos los géneros.

No es habitual que se realicen mamografías periódicas a estas personas. Sin embargo, si nota un bulto, tiene dolor en las mamas o un cambio en el tamaño o la forma de una de ellas, acuda al profesional de atención médica y consulte sobre las pruebas recomendadas en el *Capítulo 5: Qué hacer cuando tiene síntomas.*

Personas transgénero

Las personas transgénero deben consultar con su médico de cabecera para determinar si es apropiado realizar la detección y, en caso de serlo, cuándo realizarlo. Sin embargo, si nota un bulto, tiene dolor en las mamas o un cambio en el tamaño o la forma de una de ellas, acuda al profesional de atención médica y consulte sobre las pruebas recomendadas en el *Capítulo 5: Qué hacer cuando tiene síntomas.*

¿Dónde se origina el cáncer de mama?

La mayoría se origina en las células que forman el revestimiento (células epiteliales) en las unidades lobulares del conducto terminal (TDLU) de la mama.

Los tipos más comunes de cáncer de mama son los carcinomas ductal y lobular.

- El **carcinoma de mama ductal** comienza en las células que recubren los conductos lácteos. El carcinoma ductal es el tipo más común de cáncer de mama.
- El **carcinoma lobular** comienza en los lóbulos (glándulas secretoras de leche) de la mama.

¿Qué se incluye en este libro?

En este capítulo, se ha ofrecido una breve descripción de la importancia de la detección del cáncer de mama. Los demás capítulos del libro explican lo siguiente:

- Tipos de estudios de diagnóstico por imágenes de las mamas y la clasificación de los resultados de esos estudios por médicos.
- Cómo se calcula el riesgo y cuándo se deben iniciar los exámenes de detección del cáncer de mama para las personas con un riesgo medio o elevado.
- Por qué es importante continuar con los exámenes de detección del cáncer de mama durante y después del embarazo y cuándo puede ser necesario realizar más pruebas.
- Cuándo debe acudir a un profesional de atención médica o realizarse más pruebas.

¿Qué puede hacer para recibir la mejor atención?

Luche por usted. Usted tiene un papel importante que desempeñar en su cuidado. En realidad, es más probable que obtenga la atención que desea si hace preguntas y toma decisiones compartidas con su equipo de atención médica.

Las NCCN Guidelines for Patients le ayudarán a comprender los cuidados oncológicos. Con una mejor comprensión, tendrá más preparación para hablar de sus cuidados con su equipo y compartir sus inquietudes. Muchas personas se sienten más satisfechas cuando desempeñan un papel activo en su atención.

Es posible que no sepa qué preguntar a su equipo de atención médica. Eso es frecuente. Cada capítulo de este libro termina con una sección importante titulada *Preguntas para hacer*. Estas sugerencias de preguntas le ayudarán a obtener más información sobre todos los aspectos de su atención.

Dé el siguiente paso y siga leyendo para saber cuál es el mejor cuidado para usted.

Por qué debería leer este libro

Tomar decisiones sobre la atención oncológica puede ser estresante. Es posible que tenga que tomar decisiones difíciles bajo presión sobre opciones complejas.

Las NCCN Guidelines for Patients son fiables tanto para los pacientes como para los proveedores de atención médica. En ellas, se explican con claridad las recomendaciones de atención actuales formuladas por respetados expertos en la materia. Las recomendaciones se basan en las investigaciones más recientes y prácticas de los mejores centros oncológicos.

La atención oncológica no es igual para todas las personas. Si sigue las recomendaciones de los expertos para su situación, tendrá más probabilidades de mejorar su atención y obtener mejores resultados. Utilice este libro como guía para encontrar la información que necesita para tomar decisiones importantes.

2

Pruebas de detección y de diagnóstico

En este capítulo, se ofrece una descripción general de los estudios de diagnóstico por imágenes utilizadas para la detección y el diagnóstico del cáncer de mama.

Descripción general

En este capítulo, encontrará información sobre las mamografías y otros estudios de diagnóstico por imágenes de las mamas y conocerá la diferencia entre las pruebas de detección y las de diagnóstico. También encontrará información sobre cómo se interpretan los resultados de las pruebas y qué significan esos resultados para su atención de seguimiento.

¿Cuál es la diferencia entre las pruebas de detección y las de diagnóstico?

- La **detección** se realiza de forma periódica cuando no hay síntomas. Por ejemplo, la mamografía de detección anual se realiza una vez al año para detectar cáncer de mama o si hay algo anormal antes de tener síntomas.
- Las **pruebas de diagnóstico** se realizan cuando hay signos o síntomas, como un bulto que se puede palpar en la mama, cambios en la piel de la mama o el pezón, o secreción del pezón. En el caso de los síntomas mamarios, las pruebas de diagnóstico más frecuentes son la mamografía y la ecografía mamaria.

Un radiólogo médico interpretará los estudios de detección y diagnóstico y enviará un informe al profesional de atención médica. El radiólogo determinará los mejores métodos de diagnóstico por imágenes según las pautas actuales.

Pruebas médicas generales

Antecedentes médicos

Los antecedentes médicos son un registro de todos los problemas de salud y tratamientos que ha tenido durante su vida. Prepárese para enumerar las enfermedades, lesiones o cirugías que ha tenido y cuándo ocurrieron. Lleve una lista o los envases de los medicamentos nuevos y antiguos e incluso los de venta libre, herbarios o los suplementos que esté tomando. Informe al equipo de atención médica sobre cualquier síntoma que tenga. Los antecedentes médicos se denominan a veces antecedentes de salud.

Antecedentes familiares

Al igual que otras enfermedades, algunos tipos de cáncer pueden ser hereditarios. El profesional de atención médica le preguntará sobre los antecedentes médicos de sus familiares consanguíneos. Esta información se llama antecedentes familiares. Puede ayudar preguntando a sus familiares consanguíneos de ambos lados de la familia si tienen o han tenido cáncer. Es importante saber el tipo de cáncer específico o dónde comenzó, si se encuentra en varios lugares, la edad al momento del diagnóstico y si se hicieron pruebas genéticas.

Examen clínico de las mamas

El examen clínico de las mamas (ECM) es un examen físico de las mamas desnudas que realiza un profesional de atención médica para detectar bultos u otros cambios. Se realiza mientras está sentada o acostada. El médico debe tomarse el tiempo necesario para palpar (sentir) toda la mama, incluida la axila. También puede haber una enfermera o un asistente en la sala durante el examen.

Mamografía

Una mamografía es una imagen del interior de su mama. Las imágenes se toman mediante radiografías. Una computadora combina estas radiografías para formar imágenes detalladas. Una mamografía bilateral incluye imágenes de ambas mamas.

Las mamografías de detección son exámenes preventivos anuales que se realizan cada año para detectar cánceres antes de que crezcan lo suficiente como para ser palpables o causar síntomas. Las mamografías de diagnóstico se realizan cuando hay signos o síntomas en la mama o la axila. Una mamografía de detección solo dura entre 10 y 20 minutos, mientras que una mamografía de diagnóstico puede ser más larga. Si acude a un centro de detección nuevo o diferente, es útil que lleve sus mamografías anteriores para poder compararlas.

Tanto las mamografías de detección como las de diagnóstico:

- Utilizan rayos X de baja dosis para examinar la mama.
- Pueden utilizar películas o tecnología digital.
- En algunos casos, se utiliza una tecnología llamada tomosíntesis digital de mama, denominada DBT o "tomo" para abreviar.

Durante una mamografía, un técnico especialmente formado acomodará su mama en el mamógrafo. La mama se coloca en una plataforma y se aplana (comprime) con una placa de plástico transparente. Es posible que experimente algunas molestias con la compresión de la mama, pero son temporales.

La mama se comprime para los siguientes objetivos:

- Igualar el grosor de la mama.
- Extender el tejido.
- Mantener quieta la mama.
- Aumentar la nitidez de la imagen.

Se le pedirá que permanezca inmóvil y que contenga la respiración durante unos segundos mientras se toman las imágenes. Se le pedirá que cambie de posición entre las imágenes. El proceso se repite para la otra mama.

Mamografía

La mamografía utiliza rayos X y una computadora para obtener imágenes detalladas del interior de la mama.

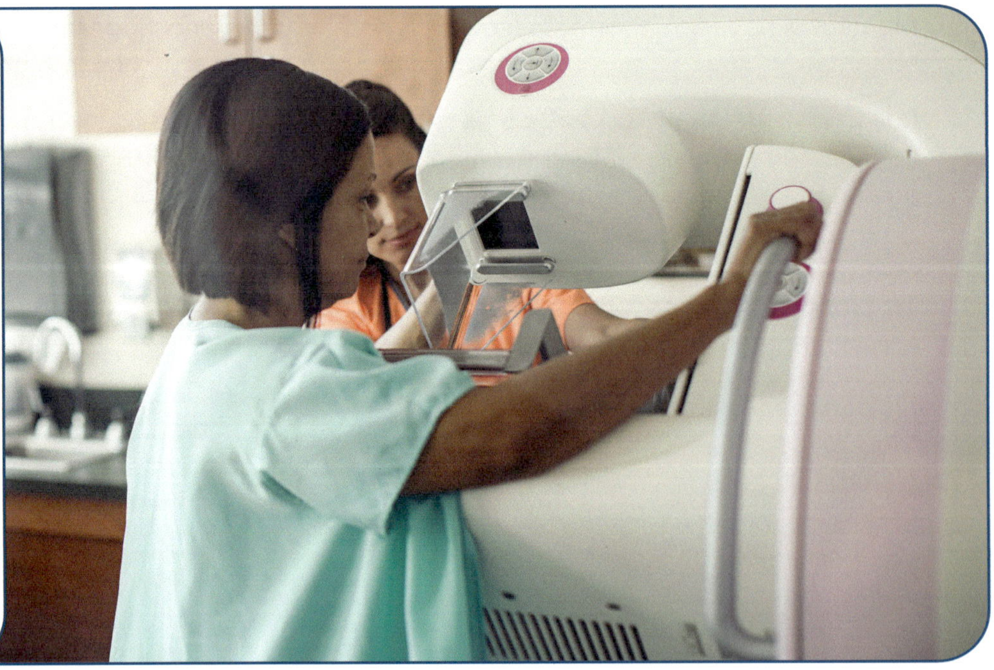

Los tipos de mamografías se describen a continuación.

Mamografía de detección

La mamografía de detección es la única prueba de imagen que ha demostrado reducir la mortalidad por cáncer de mama. Se trata de una prueba que utiliza rayos X de baja dosis para tomar cuatro imágenes estándar de la mama (dos de cada lado). Un radiólogo es un médico que revisa las imágenes y determina si necesita imágenes adicionales. Si necesita imágenes adicionales, es probable que le hagan una mamografía de diagnóstico. Aproximadamente a 1 de cada 10 personas se le pedirá que vuelva para realizar más estudios de diagnóstico por imágenes. En la mayoría de los casos, la prueba de seguimiento no muestra nada sospechoso.

Mamografía de diagnóstico

Las mamografías de diagnóstico examinan áreas específicas de su mama, que pueden no verse claramente en las mamografías de detección. Una mamografía de diagnóstico puede realizarse después de una mamografía de detección o debido a un síntoma, como un bulto en la mama o una secreción del pezón. Las mamografías de diagnóstico pueden incluir vistas especializadas adicionales. Es muy probable que un radiólogo evalúe la mamografía de diagnóstico mientras usted espera para que se realicen de inmediato todas las pruebas de imágenes adicionales que sean necesarias.

Mamografía por tomosíntesis

La tomosíntesis, también llamada mamografía en 3D, es un nuevo tipo de mamografía digital que puede ayudar a ver más fácilmente las pequeñas zonas anormales de la mama. Toma varias imágenes delgadas que se combinan para formar una imagen completa. La tomosíntesis puede disminuir las tasas de repetición del estudio (la necesidad de realizar pruebas adicionales) y

¿Cuál es la diferencia entre una mamografía de detección y una de diagnóstico?

Una mamografía es una imagen del interior de su mama que se realiza mediante radiografías. Durante la mamografía, la mama se presiona entre dos placas mientras usted se coloca en diferentes posiciones. Se toman múltiples radiografías. Una computadora combina estas radiografías para formar imágenes detalladas.

Mamografía de detección

- Se realiza de forma periódica cuando no hay signos ni síntomas de cáncer de mama. Los resultados tardan unos días.

Mamografía de diagnóstico

- Se utiliza para aquellas personas que presentan síntomas como un bulto, dolor, engrosamiento de la piel o secreción del pezón, o cuyas mamas han cambiado de forma o tamaño. A menudo se utiliza una ecografía junto con una mamografía de diagnóstico.
- También se utiliza para examinar de cerca una zona anormal encontrada en una mamografía de detección.
- Un radiólogo evaluará la mamografía de diagnóstico mientras usted espera para que se realicen de inmediato todas las pruebas adicionales que sean necesarias.

Ambos tipos de mamografías utilizan rayos X de baja dosis para examinar la mama. Pueden utilizar películas o tecnología digital.

mejorar la detección del cáncer. La tomosíntesis puede utilizarse para mamografías de detección o de diagnóstico, y se la recomienda si está disponible en su zona.

Mamografía con contraste

La mamografía con contraste es una nueva tecnología que utiliza material de contraste para mejorar las imágenes del interior de la mama. Para las personas con riesgo elevado de cáncer de mama, la mamografía de detección con contraste es una posible opción, aunque todavía se están realizando estudios de investigación. La mamografía con contraste no está tan ampliamente disponible como la mamografía, la ecografía y la resonancia magnética.

Otros estudios de diagnóstico por imágenes de la mama

RM de mama

La exploración por resonancia magnética (RM) usa ondas sonoras e imanes potentes para tomar fotografías del interior del cuerpo. La RM no utiliza radiación. Si es necesario, se usará la RM además de la mamografía. Si tiene un alto riesgo de padecer cáncer de mama, se podría recomendar una RM de mama anual. Debido a los imanes muy potentes que se utilizan en el aparato de RM, informe al técnico si tiene algún metal en su cuerpo.

El material de contraste se utiliza para mejorar las imágenes de la mama. Para la RM de mama, se utiliza un medio de contraste con gadolinio (un metal pesado poco común) para mejorar la calidad de este estudio. El contraste se administra a través de una vía intravenosa (IV) colocada en una vena, normalmente en la mano o cerca del codo.

RM de mama

Si es necesario, se realizará una resonancia magnética (RM) de mama, además de una mamografía. En una RM de mama, usted se coloca boca abajo con los brazos por encima de la cabeza.

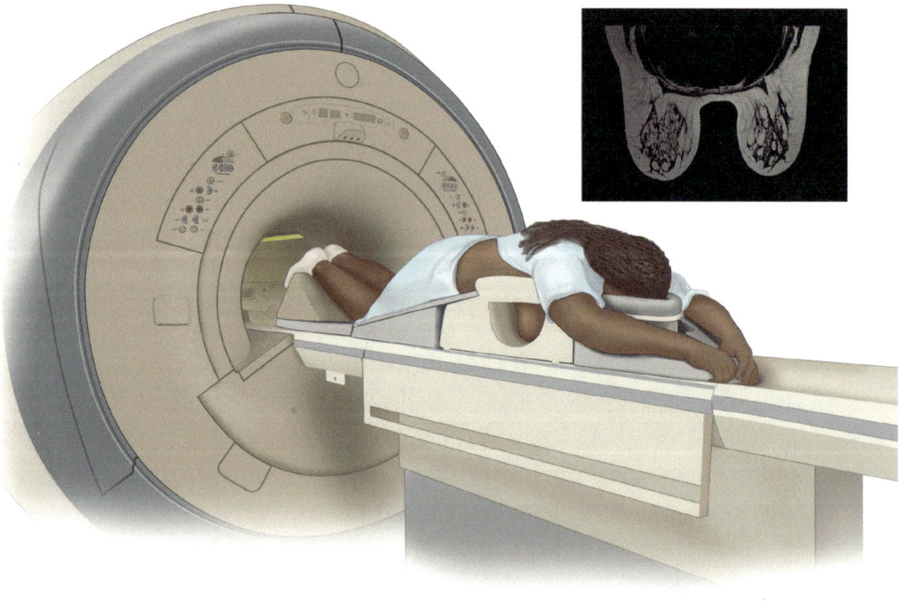

Informe a su profesional de atención médica sobre todas sus afecciones y los siguientes factores:

- Si está embarazada o cree que puede estarlo.
- La fecha de su última RM con gadolinio.
- Si tiene alergia al gadolinio o a otros medios de contraste radiográficos.
- Si tiene algún metal en el cuerpo (como vías de infusión implantadas, tornillos o placas metálicas o algunos marcapasos cardíacos).
- Si tiene problemas renales.

Ecografía mamaria

La ecografía usa ondas sonoras para generar imágenes del interior del cuerpo. Es similar a la ecografía utilizada para el embarazo. Se sostiene una sonda en forma de varilla (transductor) y se mueve sobre la mama desnuda con un gel. También se puede colocar debajo de la axila. La ecografía no causa dolor y no utiliza rayos X, por lo que puede repetirse todas las veces que sea necesario. Se utiliza frecuentemente sin mamografía para el diagnóstico de los síntomas mamarios en personas menores de 30 años o junto con una mamografía en personas mayores de 30 años.

Imágenes moleculares mamarias

Las imágenes moleculares mamarias utilizan un marcador radioactivo y una cámara especial para detectar el cáncer de mama. Las imágenes moleculares, como la gammagrafía específica de mama o la gammagrafía con sestamibi, pueden mejorar la detección. Sin embargo, la dosis de radiación en todo el cuerpo es mucho mayor que la de las mamografías estándar. Las imágenes moleculares mamarias no son una prueba de detección común.

Resultados de la mamografía

Los resultados o conclusiones de las mamografías se describen mediante el Breast Imaging Reporting and Data System (Sistema de información y datos de imágenes mamarias) o BI-RADS. Algunos de los términos que aparecen a continuación podrían utilizarse además de los resultados de las imágenes del BI-RADS que se explican a partir de la página 14.

Calcificaciones

Las calcificaciones son pequeños depósitos blancos de calcio en la mama que pueden verse en una mamografía. La mayoría de las calcificaciones observadas en una mamografía no son cáncer de mama.

Hay dos tipos de calcificaciones en las mamas:

- Las **macrocalcificaciones,** que son depósitos de gran tamaño y no suelen estar relacionadas con el cáncer.
- Las **microcalcificaciones,** que son partículas de calcio que pueden encontrarse en una zona donde hay células de división rápida. Las microcalcificaciones agrupadas pueden ser un signo de cáncer.

Distorsión

Este término describe cuando una zona del tejido mamario aparece en un ángulo extraño, está borrosa o deformada (desorganizada) en una mamografía, especialmente cuando se la compara con la otra mama o estudios de diagnóstico por imágenes anteriores. Esto puede deberse simplemente a la posición de la mama durante la mamografía. También puede estar causada por una lesión previa, un procedimiento realizado en la mama o un cáncer de mama.

Masas

Una masa es una zona de tejido anormal. Puede ser sólida, estar llena de líquido o ser una combinación de ambas. La masa puede verse con o sin calcificaciones. En algunos casos, es posible vigilar las masas a lo largo del tiempo con mamografías o ecografías periódicas para ver si cambian, pero en otros, puede ser necesario realizar una biopsia.

Asimetrías

Las asimetrías son áreas blancas que se observan en una mamografía y que tienen un aspecto diferente del patrón de tejido mamario normal, especialmente cuando se comparan con la otra mama. Los diferentes tipos de asimetrías incluyen la asimetría focal, la asimetría en desarrollo y la asimetría global. Es probable que se necesiten más imágenes para obtener una mejor visión de la zona.

Mamas densas

El informe de su mamografía incluirá una evaluación de la densidad mamaria. La densidad mamaria es una descripción de la cantidad de tejido fibroso y glandular que hay en sus mamas en comparación con el tejido graso. Cuanto más densas sean las mamas, más difícil será ver las zonas anormales en las mamografías.

Las mamas están compuestas por grasa y tejido fibroglandular. Las mamas densas tienen más tejido fibroglandular que grasa. Tener un tejido mamario denso no es anormal, pero puede dificultar la detección del cáncer de mama u otros cambios de la mama en una mamografía. La densidad mamaria puede cambiar con el tiempo. Si usted tiene tejido mamario denso, pregunte a su profesional de atención médica sobre los riesgos y los beneficios de realizar estudios de detección adicionales.

Puede encontrar más información sobre la densidad mamaria en la página 16.

BI-RADS

El Breast Imaging Reporting and Data System (Sistema de información y datos de imágenes mamarias) o BI-RADS es un sistema estándar utilizado en los Estados Unidos para describir los resultados de las mamografías. También clasifica la densidad mamaria en grupos.

Un radiólogo clasificará los resultados de su mamografía utilizando un sistema de numeración BI-RADS del 0 al 6 y clasificará la densidad mamaria utilizando un sistema de letras de la A a la D. Hable con su profesional de atención médica sobre los resultados de su mamografía y los pasos que debe seguir.

Estas mismas categorías BI-RADS también pueden utilizarse para describir los resultados de una ecografía o una RM de mama.

BI-RADS 1: negativo

BI-RADS 1 significa que el resultado de la prueba es negativo; no hay cáncer. La prueba tiene un resultado normal. La recomendación es continuar con las mamografías de detección anuales.

BI-RADS 2: benigno (no canceroso)

También es un resultado negativo (no hay signos de cáncer), pero el radiólogo opta por describir un hallazgo que no es cáncer, como calcificaciones benignas, masas o ganglios linfáticos en la mama que claramente no son cáncer. También puede utilizarse para describir los cambios producidos por un procedimiento anterior (como una biopsia) o una cirugía en la mama. Esto garantiza que otras personas que observen la mamografía en el futuro no confundan el hallazgo benigno y lo crean sospechoso. La recomendación es continuar con las mamografías de detección anuales.

BI-RADS 3: probablemente benigno, seguimiento en un plazo breve

Un hallazgo en esta categoría tiene una probabilidad muy baja (no más del 2 % o 2 de cada 100) de ser cáncer y no se prevé que cambie con el tiempo. Los expertos en mama coinciden en que es muy seguro realizar un seguimiento mediante estudios de diagnóstico por imágenes para determinar si la zona en cuestión cambia con el tiempo.

Por lo general, necesitará estudios de diagnóstico por imágenes de seguimiento a los 6, 12 y 24 meses para evaluar si el resultado es estable. Este enfoque ayuda a evitar biopsias innecesarias, pero si la zona cambia con el tiempo, sigue posibilitando un diagnóstico temprano.

BI-RADS 4: sospechoso, debe realizarse una biopsia

Estos hallazgos no parecen ser definitivamente cáncer, pero podrían serlo. El radiólogo está lo suficientemente preocupado como para recomendar una biopsia. Puede haber una amplia gama de niveles de sospecha en los hallazgos de esta categoría. Por ello, esta categoría suele subdividirse:

- **4A:** hallazgo con baja probabilidad de ser cáncer. Una probabilidad baja es superior al 2 % pero no superior al 10 % o aproximadamente de 2 a 10 de cada 100.
- **4B:** hallazgo con moderada probabilidad de ser cáncer. Una probabilidad moderada es superior al 10 % pero no superior al 50 % o aproximadamente de 10 a 50 de cada 100.
- **4C:** hallazgo con una alta probabilidad de ser cáncer, pero no tan alta como la categoría 5. Una probabilidad alta es superior al 50 % pero inferior al 95 %, es decir, entre 50 y 95 de cada 100.

Resultados del BI-RADS

0 — **BI-RADS 0 significa que se necesitan más estudios de diagnóstico por imágenes para determinar la categoría según BI-RADS.**

1 — **BI-RADS 1 es un resultado negativo (normal).**

2 — **BI-RADS 2 es un hallazgo benigno (no canceroso).**

3 — **BI-RADS 3 es un hallazgo probablemente benigno. Se requiere seguimiento en un plazo breve.**

4 — **BI-RADS 4 es una anomalía sospechosa y debe realizarse una biopsia.**

5 — **BI-RADS 5 es un hallazgo muy indicativo de cáncer y debe realizarse una biopsia.**

6 — **BI-RADS 6 es un cáncer confirmado por biopsia.**

BI-RADS 5: hallazgos muy indicativos de malignidad, debe realizarse una biopsia

Los hallazgos tienen una alta probabilidad (al menos el 95 % o 95 de cada 100) de ser cáncer. Se recomienda encarecidamente realizar una biopsia.

BI-RADS 6: malignidad comprobada por biopsia

Esta categoría se utiliza únicamente para los hallazgos en una mamografía (o en una ecografía o RM) que ya han demostrado ser cáncer mediante una biopsia. Los estudios de diagnóstico por imágenes se pueden utilizar de este modo para ver la respuesta del cáncer al tratamiento.

Densidad mamaria según BI-RADS

A continuación, se describen las categorías de densidad mamaria según BI-RADS.

- **Categoría A: prácticamente graso en su totalidad** significa que las mamas están formadas casi en su totalidad por tejido graso. Hay muy poco tejido fibroglandular mamario.
- **Categoría B:** la existencia de **zonas dispersas de densidad fibroglandular** significa que las mamas están formadas en su mayor parte por tejido graso, pero hay algunas zonas dispersas de tejido mamario fibroglandular.
- **Categoría C: heterogéneamente denso** significa que la mayor parte del tejido mamario es tejido mamario fibroglandular, pero hay algunas zonas de tejido graso.
- **Categoría D: extremadamente denso** significa que prácticamente todo el tejido mamario es tejido mamario fibroglandular. Hay muy poco tejido graso.

Las **mamas no densas** se definen de la siguiente manera:

- Prácticamente grasa en su totalidad.
- Zonas dispersas de densidad fibroglandular.

Las **mamas densas** se definen de la siguiente manera:

- Heterogéneamente densa.
- Extremadamente densa.

Las personas con mamas densas podrían beneficiarse de la realización de más pruebas de detección, además de una mamografía de detección. Solicite más información a su profesional de atención médica.

Puntos clave

- La detección se realiza de forma periódica cuando no hay síntomas.
- Las pruebas de diagnóstico se realizan cuando hay signos o síntomas.
- El examen clínico de las mamas (ECM) es un examen físico de las mamas desnudas que realiza un profesional de atención médica para detectar bultos u otros cambios.
- Tanto las mamografías de detección como las de diagnóstico utilizan rayos X de baja dosis para examinar la mama. Pueden utilizar películas o tecnología digital.
- El Breast Imaging Reporting and Data System (Sistema de información y datos de imágenes mamarias) o BI-RADS es un sistema estándar utilizado para describir los resultados de las mamografías y la densidad mamaria.
- Estas mismas categorías BI-RADS también pueden utilizarse para describir los resultados de una ecografía o una RM de mama.

Preguntas para hacer

- ¿Tengo mamas densas?
- ¿Debería realizarme periódicamente otros estudios de diagnóstico por imágenes además de la mamografía?
- ¿Con quién puedo hablar sobre mis resultados del BI-RADS?
- ¿Cómo afectarán mis resultados del BI-RADS a la frecuencia con la que me realizaré mamografías u otras pruebas de detección?
- ¿Debo realizarme una biopsia?

3

Evaluación del riesgo para la detección

El riesgo de cáncer de mama es la posibilidad de padecer cáncer de mama. En este capítulo, se analiza la diferencia entre el riesgo medio y el riesgo elevado, y la edad en la que se deben iniciar las mamografías de detección. Las mamografías de detección se realizan a las personas de sexo biológico femenino y que no presentan ningún signo o síntoma de cáncer de mama.

Acuda al profesional de atención médica con regularidad para hacerse las revisiones. Es posible que se le pida que acuda a su profesional de atención médica más de una vez al año en función de sus factores de riesgo de padecer cáncer de mama. Conozca sus mamas e informe inmediatamente de cualquier cambio a su profesional de atención médica. A medida que cambien sus antecedentes familiares de cáncer, informe a su profesional de atención médica. Esto es importante.

¿Qué es el riesgo de cáncer de mama?

El riesgo de cáncer de mama es la posibilidad de padecer cáncer de mama. Todo el mundo tiene algún riesgo de padecer esta enfermedad. Sin embargo, algunas personas tienen un riesgo mayor.

Las mamografías de detección anuales deben comenzar a partir de los 40 años para las personas con un riesgo medio.

Estos son los factores que aumentan el riesgo:

- Antecedentes familiares o análisis genéticos que indiquen una predisposición genética al cáncer de mama y a otros tipos de cáncer (por ejemplo, *BRCA1* o *BRCA2*).
- Riesgo residual de por vida del 20 % (veinte por ciento) o más, según lo definido por modelos matemáticos que incluyen antecedentes familiares completos de cáncer.
- Si ha recibido radioterapia (RT) torácica entre los 10 y los 30 años.
- Riesgo residual de por vida del 20 % (veinte por ciento) o más y una biopsia previa de mama que mostró hiperplasia ductal atípica (HDA) o una neoplasia lobular como carcinoma lobular *in situ* (CLIS) o hiperplasia lobular atípica (HLA).
- Riesgo de cáncer de mama invasivo a 5 años igual o superior al 1,7 % en personas mayores de 35 años (si se utiliza el modelo Gail).
- Las personas con mamografías de mamas heterogéneamente densas o extremadamente densas que no pertenecen a ninguna otra categoría de mayor riesgo.

¿Cómo se calcula el riesgo de cáncer de mama?

El riesgo de cáncer de mama se calcula utilizando modelos de evaluación del riesgo de cáncer de mama. Esto ayuda a determinar si usted tiene un riesgo medio o elevado de desarrollar cáncer de mama. Esta información permite saber cuál es el mejor momento para iniciar las pruebas de detección del cáncer de mama.

Entre los modelos de evaluación del riesgo de cáncer de mama más utilizados se encuentran el modelo Tyrer-Cuzick (Estudio Internacional de Intervención en Cáncer de Mama o IBIS), la Herramienta de Evaluación del Riesgo de Cáncer de Mama (BCRAT o modelo Gail), BRCAPRO, el Consorcio de Vigilancia del Cáncer de Mama (BCSC) y CanRisk, que utiliza el Algoritmo de Análisis de la Incidencia de Enfermedades de Mama y Ovario y de Estimación de Personas Portadoras (BOADICEA). Pregunte a su profesional de atención médica qué modelo utiliza para determinar su nivel de riesgo.

Las personas deben someterse a una evaluación del riesgo de cáncer de mama a los 25 años. Su profesional de atención médica debe informarle sobre los posibles beneficios, riesgos y limitaciones de los estudios de detección mamaria. Se recomienda que usted y su profesional de atención médica tomen las decisiones de manera conjunta.

¿Cuál es su nivel de riesgo?

El riesgo de cáncer de mama se basa en gran medida en los antecedentes médicos personales y en los antecedentes familiares de cáncer. El objetivo es someterse a una evaluación del riesgo antes de los 25 años. Esto determinará cuándo debe empezar a hacerse las mamografías de detección anuales. Su riesgo de padecer cáncer de mama se clasificará como riesgo medio o elevado.

Su nivel de riesgo de cáncer de mama también puede calcularse a partir de la siguiente información:

- ¿Cuál es su edad, raza y etnia?
- ¿A qué edad tuvo su primera menstruación (menarquia)?
- ¿Ha estado embarazada o ha dado a luz? ¿Qué edad tenía cuando dio a luz por primera vez?
- ¿Cuántos parientes consanguíneos (madre, padre, hermanas/os, hijas/os, tías/os, abuelas/os) de ambos lados de su familia han tenido cáncer de mama? ¿Tiene familiares que han padecido otros tipos de cáncer como el de ovarios, trompas de Falopio, útero, páncreas o próstata? ¿Cuál es/era el tipo de célula cancerosa? ¿A qué edad los diagnosticaron?
- ¿Se ha sometido a una biopsia de mama? ¿Cuántas y cuándo se han realizado? ¿Tiene una copia de los resultados?
- ¿Se ha sometido usted o algún pariente consanguíneo cercano a análisis genéticos? ¿Cuáles fueron los resultados?
- ¿Se ha sometido a una biopsia de mama que ha mostrado una hiperplasia atípica o un carcinoma lobular *in situ*?

Riesgo medio

Riesgo medio significa que usted no tiene antecedentes genéticos o familiares de cáncer ni antecedentes médicos personales conocidos que indiquen que tiene un mayor riesgo de padecer cáncer de mama. Se recomienda realizar mamografías de detección anuales a partir de los 40 años. Sin embargo, en función de ciertos factores de riesgo o de los cambios en la información de sus antecedentes familiares de cáncer, su profesional de atención médica podría recomendarle que comience antes a hacerse mamografías de detección anuales.

Entre los 25 y los 39 años

Acuda a su profesional de atención médica para realizarse una revisión cada 1 a 3 años. Esta debe incluir la evaluación del riesgo de cáncer de mama y un examen de mama.

40 años o más

Acuda a su profesional de atención médica para realizarse una revisión anual. Esta debe incluir la evaluación continua del riesgo de cáncer de mama y, si no se lo ha hecho recientemente, un examen de mama. Hágase una mamografía de detección anual. Se recomienda la tomosíntesis si se dispone de ella.

No hay límite de edad para realizarse mamografías de detección, siempre que la persona esté sana y se prevea que vivirá más de 10 años. Esto significa que las mamografías de detección pueden continuar durante toda la vida, a menos que usted y su profesional de atención médica decidan lo contrario en función de su salud.

Riesgo elevado

Si tiene un mayor riesgo de padecer cáncer de mama, acuda a su profesional de atención médica al menos una vez al año (anualmente). Es posible que tenga que ver a su profesional de atención médica con más frecuencia.

El riesgo es mayor para quienes tienen o tuvieron:

1. Antecedentes familiares de cáncer que indiquen una predisposición genética al cáncer de mama. Puede que le remitan a un asesor genético u otro experto en genética del cáncer para evaluar si su familia tiene una predisposición genética. Es posible que se recomienden estudios genéticos para usted u otros familiares.

2. Fuertes antecedentes familiares que indiquen que su riesgo a lo largo de la vida es del 20 % o más, cuando se calcula utilizando una herramienta de evaluación del riesgo como BRCAPRO, Tyrer-Cuzick, BOADICEA/CanRisk o BCSC. El riesgo residual de por vida es su probabilidad de padecer cáncer de mama en función del número de años de vida que le quedan y de otros factores de riesgo.

3. Radioterapia (RT) torácica o de mama entre los 10 y 30 años.

4. Riesgo de cáncer de mama invasivo a 5 años igual o superior al 1,7 % calculado por el modelo Gail.

5. Hiperplasia ductal atípica (HDA), carcinoma lobular *in situ* (CLIS) o hiperplasia lobular atípica (HLA) y 20 % o más de riesgo residual de por vida.

6. Tejido mamario extremadamente denso o heterogéneamente denso.

Si tiene antecedentes familiares o predisposición genética

Si tiene antecedentes familiares conocidos de cáncer de mama o antecedentes familiares que indiquen una predisposición genética al cáncer de mama, o existe una mutación genética conocida, se le podría remitir a un asesor genético o a otro profesional de atención médica experto en genética del cáncer. Un asesor genético puede recomendarle la realización de análisis genéticos a usted o a otros miembros de su familia.

La información sobre el cáncer en la familia puede cambiar. Informe a su profesional de atención médica sobre cualquier cambio en su salud o en sus antecedentes familiares de cáncer.

Si su riesgo residual de por vida es del 20 % o más

Las personas deben someterse a una evaluación del riesgo de cáncer de mama a los 25 años. Si su riesgo residual de por vida es del 20 por ciento (20 %) o más según los modelos que utilizan antecedentes familiares completos, acuda a su profesional de atención médica para realizarse una revisión cada 6 a 12 meses. Pregunte a su profesional de atención médica cómo puede reducir el riesgo de padecer cáncer de mama.

- La detección mamográfica anual para las personas con mayor riesgo podría comenzar a partir de los 30 años, pero no después de los 40 años.
- La RM de mama anual para las personas con mayor riesgo podría comenzar a partir de los 25 años, pero no después de los 40 años. Si la RM de mama no está disponible o usted no puede realizársela, hable con su profesional de atención médica sobre las opciones disponibles.

Riesgo elevado

1. **Antecedentes familiares conocidos de cáncer de mama o antecedentes familiares de mutación genética conocida que indiquen predisposición al cáncer de mama y a otros tipos de cáncer.**
2. **Riesgo calculado residual de por vida del 20 % o más, debido en gran medida a los antecedentes familiares.**
3. **Radioterapia (RT) torácica o de mama previa entre los 10 y los 30 años.**
4. **Riesgo de cáncer de mama invasivo a 5 años igual o superior al 1,7 % en personas mayores de 35 años según el modelo de Gail.**
5. **Hiperplasia ductal atípica (HDA), carcinoma lobular *in situ* (CLIS) o hiperplasia lobular atípica (HLA) y 20 % o más de riesgo residual de por vida.**
6. **Tejido mamario extremadamente denso o heterogéneamente denso.**

Se puede realizar una derivación a uno de los siguientes especialistas:

- Asesor genético u otro profesional de la salud con conocimientos y experiencia en genética del cáncer, si no se lo ha hecho ya.
- Mastólogo.

Si se sometió a RT torácica entre los 10 y los 30 años

Si ha recibido RT torácica o de mama entre los 10 y los 30 años, la detección comienza 8 años después de finalizar la radioterapia (RT), pero no antes de los 25 años.

Si tiene menos de 25 años, acuda a su profesional de atención médica para realizarse una revisión anual.

Si tiene 25 años o más:

- Acuda a su profesional de atención médica para realizarse una revisión cada 6 a 12 meses.
- Hágase una mamografía de detección anual. Se recomienda la tomosíntesis (mamografía 3D) si se dispone de ella.
- Hágase una RM de mama anual. Una mamografía con contraste o una ecografía de toda la mama puede ser una buena alternativa para quienes no pueden someterse a una RM.
- Pregunte a su profesional de atención médica cómo puede reducir el riesgo de padecer cáncer de mama.

Si tiene mayor riesgo de padecer cáncer de mama invasivo según el modelo Gail

Si tiene 35 años o más y un riesgo a 5 años igual o superior al 1,7 % de padecer cáncer de mama invasivo según el modelo de Gail:

- Acuda a su profesional de atención médica para realizarse una revisión cada 6 a 12 meses.
- Hágase una mamografía de detección anual. Se recomienda la tomosíntesis (mamografía 3D) si se dispone de ella.
- Pregunte a su profesional de atención médica cómo puede reducir el riesgo de padecer cáncer de mama.

Si tiene HDA, CLIS o HLA

Si ha tenido hiperplasia ductal atípica (HDA) o una neoplasia lobular, como un carcinoma lobular *in situ* (CLIS) o una hiperplasia lobular atípica (HLA), y tienen un riesgo residual de por vida del 20 % o más:

- Acuda a su profesional de atención médica para realizarse una revisión cada 6 a 12 meses.
- Hágase una mamografía de detección anual. Se recomienda la tomosíntesis (mamografía 3D) si se dispone de ella. La mamografía debe comenzar a la edad en la que se realice el diagnóstico, pero no antes de los 30 años.
- Considere la posibilidad de realizar una RM de mama anualmente a partir del diagnóstico, pero no antes de los 25 años. Una mamografía con contraste o una ecografía de toda la mama puede ser una buena alternativa para quienes no pueden someterse a una RM.
- Pregunte a su profesional de atención médica cómo puede reducir el riesgo de padecer cáncer de mama.

Si tiene mamas densas y ningún otro factor de riesgo

El tejido mamario denso se asocia a un mayor riesgo de cáncer de mama. Si usted tiene tejido mamario denso (mamas heterogéneamente o extremadamente densas) según se observa en la mamografía y no cumple ninguna otra categoría de riesgo elevado, siga las recomendaciones a continuación.

Para mamas heterogéneamente densas:

- Acuda a su profesional de atención médica para realizarse una revisión cada 6 a 12 meses.
- Hágase una mamografía de detección anual. Se recomienda la tomosíntesis (mamografía 3D) si se dispone de ella. La mamografía debe comenzar a más tardar a los 40 años, pero no antes de los 30.
- Hable con su profesional de atención médica sobre las pruebas de detección, además de la mamografía, que podrían ser apropiadas para usted.
- Pregunte a su profesional de atención médica cómo puede reducir el riesgo de padecer cáncer de mama.

Para mamas extremadamente densas:

- Acuda a su profesional de atención médica para realizarse una revisión cada 6 a 12 meses.
- Hágase una mamografía de detección anual. Se recomienda la tomosíntesis (mamografía 3D) si se dispone de ella. La mamografía debe comenzar a más tardar a los 40 años, pero no antes de los 30.
- Hágase una RM de mama con y sin contraste a partir de los 50 años, pero puede empezar a los 40.
- Pregunte a su profesional de atención médica cómo puede reducir el riesgo de padecer cáncer de mama.

"Como sobreviviente de cáncer de mama en cuatro ocasiones y portadora de la mutación genética *BRCA2*, es importante para mí ayudar a educar y apoyar a mis hijos, familia y cualquier persona que tenga un mayor riesgo de desarrollar cáncer".

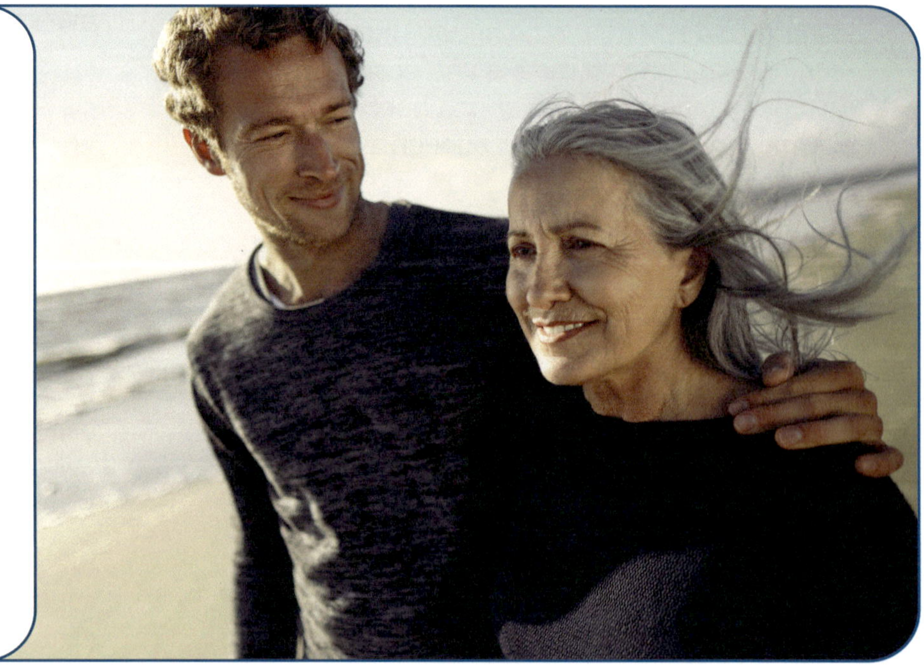

Puntos clave

- El riesgo de cáncer de mama es la posibilidad de padecer cáncer de mama. Todo el mundo tiene algún riesgo de padecer esta enfermedad.
- El riesgo de cáncer de mama se calcula utilizando un modelo de evaluación del riesgo de cáncer de mama. Pregunte a su profesional de atención médica qué modelo utiliza para calcular su riesgo.
- Las mamografías de detección se realizan a las personas que no presentan ningún signo o síntoma de cáncer de mama. Se recomienda empezar a realizar mamografías de detección anuales a partir de los 40 años para aquellas personas con un riesgo medio de padecer cáncer de mama.
- En el caso de las personas con mayor riesgo, las mamografías de detección anuales pueden comenzar a partir de los 30 años. En el caso de las personas con mayor riesgo, las RM de mama anuales pueden comenzar a partir de los 25 años.
- Pregunte a su profesional de atención médica cómo puede reducir el riesgo de padecer cáncer de mama.

Preguntas para hacer

- ¿Cuál es el riesgo que tengo de padecer un cáncer de mama? ¿Tengo un riesgo medio o elevado?
- En función de mi nivel de riesgo, ¿cuándo debo empezar a hacerme las mamografías de detección anuales?
- Si tengo un riesgo elevado, ¿tendré que hacerme una mamografía de detección y una RM de mama todos los años?
- No conozco mis antecedentes médicos familiares. ¿Cómo afectará esto a mi evaluación del riesgo de cáncer de mama?
- ¿Por qué puedo tener un mayor riesgo de padecer cáncer de mama aunque no sea hereditario?

Recibir un diagnóstico de cáncer de mama a los 70 años no significa que no se tenga una predisposición hereditaria a desarrollar cáncer de mama u otros tipos de cáncer. Se tienen en cuenta muchos factores para determinar la probabilidad de que hay un síndrome de predisposición al cáncer en una familia, como la edad en el momento del diagnóstico, el tipo de cáncer de mama, los antecedentes familiares de cáncer y el origen étnico.

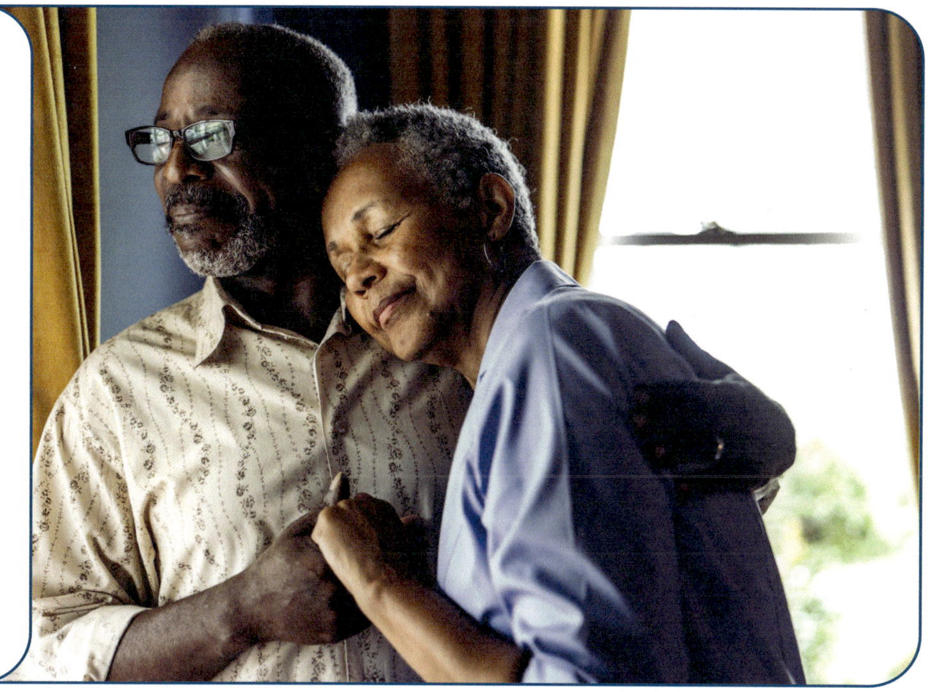

4

Pruebas durante el embarazo y la lactancia

El cáncer de mama asociado al embarazo (CME) es un cáncer de mama que se produce durante el embarazo, la lactancia o en el plazo de 1 año tras el parto. Es importante seguir cuidando la salud de las mamas durante el embarazo y la lactancia. Comuníquese con su profesional de atención médica si se producen cambios nuevos o inusuales en sus mamas.

Descripción general

Los cambios en las mamas son normales durante el embarazo y la lactancia. Sin embargo, estos cambios pueden dificultar la detección de pequeños cánceres de mama. Por eso, es importante seguir cuidando la salud de las mamas. Es habitual que se produzca un retraso en el diagnóstico del cáncer de mama durante el embarazo o la lactancia. Esto puede dar lugar a que haya un avance de la enfermedad, tumores más grandes y una mayor probabilidad de que el cáncer de mama se extienda a los ganglios linfáticos de la axila.

El cáncer de mama asociado al embarazo (CME) se define como el cáncer de mama que se produce en cualquiera de estos momentos:

- Durante el embarazo.
- Durante la lactancia.
- En el plazo de 1 año tras el parto.

Aunque es poco frecuente, el CME es el cáncer invasivo más común que se diagnostica durante el embarazo.

Acuda al profesional de atención médica con regularidad para hacerse las revisiones. Comuníquese con su médico si observa cualquier cambio nuevo o un empeoramiento.

Los estudios de detección del cáncer de mama durante el embarazo y la lactancia son similares a los de las personas no embarazadas y que no amamantan, con algunas excepciones. Por ejemplo, por motivos de seguridad, la RM de mama no suele realizarse durante el embarazo, pero puede utilizarse con seguridad en personas en período de lactancia. La ecografía mamaria y la mamografía pueden realizarse con seguridad durante el embarazo.

En esta sección, se analizan las recomendaciones de estudios de detección durante el embarazo y la lactancia. También se proporciona información sobre los signos y síntomas que debe comunicar a su médico.

Durante el embarazo

Los exámenes clínicos de las mamas (ECM) y las mamografías de detección del cáncer de mama pueden y deben seguir realizándose anualmente durante el embarazo. Las mamografías contienen un nivel muy bajo de radiación y se consideran seguras durante el embarazo.

Durante el embarazo se producen cambios normales en las mamas, la piel y los pezones. No obstante, si nota algo nuevo o inusual, comuníquese con su profesional de atención médica. Se puede realizar una ecografía para detectar cambios en la piel de la mama o el pecho, como dolor persistente o focalizado, un bulto, secreción sospechosa del pezón, formación de hoyuelos u ondulaciones en la piel, engrosamiento de la piel, hinchazón o enrojecimiento.

Durante la lactancia

Los exámenes clínicos de cáncer de mama y las mamografías de detección pueden y deben continuar anualmente durante el amamantamiento (lactancia). Si tiene un riesgo elevado de padecer cáncer de mama, se puede realizar una RM de mama.

Se recomienda amamantar o sacarse leche antes de realizarse la mamografía.

Durante la lactancia se producen cambios normales en las mamas, la piel y los pezones. Comuníquese con su médico si nota algún cambio nuevo o inusual en las mamas o axilas, o si:

- La mama está caliente al tacto, duele o tiene color rojo.
- La piel de la mama parece engrosada con poros grandes (piel de naranja).
- Presenta dolor en las mamas focalizado y persistente. El dolor en las mamas general o difuso no es un síntoma sospechoso. El dolor en las mamas que aparece y desaparece no suele estar asociado al cáncer de mama, aunque puede estar relacionado con causas no mamarias.

Profesionales de atención médica

Durante las revisiones médicas periódicas y la detección del cáncer de mama, es posible que entre en contacto con los siguientes profesionales de atención médica:

- El **mastólogo** es un experto en la salud y la enfermedad de la mama.
- El **radiólogo especializado en mamas** es un médico que interpreta los resultados de las mamografías, las imágenes por resonancia magnética (RM) y otros estudios de diagnóstico por imágenes, y realiza punciones biópsicas cuando es necesario.
- El **ginecólogo** es un médico que diagnostica y trata las enfermedades de los órganos reproductores femeninos.
- La **asesora de lactancia** se especializa en lactancia natural.
- Los **técnicos especializados en mamografías, RM y ecografías** operan el mamógrafo, el aparato de RM o el ecógrafo.
- Los **profesionales de práctica avanzada** son enfermeras especialistas, asociados médicos y enfermeras tituladas con especialización en enfermería obstétrica que pueden ayudar a prevenir, evaluar, examinar y diagnosticar enfermedades humanas, como el cáncer de mama, entre otras.
- El **obstetra** es un médico que se especializa en el embarazo y en el parto.
- El **anatomopatólogo** es un médico que analiza las células, tejidos y órganos extraídos durante una biopsia o cirugía.
- El **médico de atención primaria o médico de cabecera** ofrece una amplia gama de cuidados que incluye la prevención y el tratamiento.

Cambios en el pezón

En el caso de cambios en el pezón, comuníquese con su médico si:

- Su pezón está retraído o metido hacia dentro (invertido) cuando antes no estaba así.
- Su pezón ha cambiado de forma.
- El pezón se pone sensible y no tiene relación con el ciclo menstrual.
- Hay cambios en la piel del pezón, como descamación, picazón y enrojecimiento.
- Tiene nuevas secreciones sospechosas en el pezón, como secreciones sanguinolentas o transparentes.

Puntos clave

- Se recomienda realizar un examen clínico de las mamas (ECM) y una mamografía anual durante el embarazo y la lactancia.
- Las mamografías contienen un nivel muy bajo de radiación y se consideran seguras durante el embarazo.
- Se recomienda amamantar o sacarse leche antes de realizarse la mamografía.
- No se recomienda la realización de RM de mama durante el embarazo, pero podría hacerse durante la lactancia.
- Durante la lactancia se producen cambios normales en las mamas, la piel y los pezones. No obstante, si nota algo nuevo o inusual, comuníquese con su profesional de atención médica.

Preguntas para hacer

- ¿Cómo me harán sentir cómoda durante la mamografía si estoy embarazada o amamantando?
- ¿Cuánto tiempo debo esperar antes de llamar al médico si noto algún cambio en la mama, el pezón o la piel de la mama?

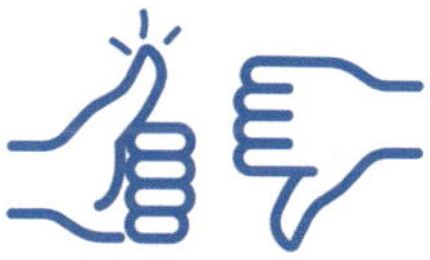

¡Cuéntenos qué opina!

Tómese un momento para completar una encuesta en línea sobre NCCN Guidelines for Patients.
NCCN.org/patients/response

5

Qué hacer cuando tiene síntomas

Este capítulo es para las personas que tienen signos o síntomas para los que pueden indicarse pruebas adicionales. Algunas afecciones son difíciles de diagnosticar. Si es posible, acuda a un mastólogo ante cualquier síntoma inusual o cambios en la piel o el pezón.

Signos y síntomas

Un signo es algo que puede ser visto por otra persona, como su profesional de atención médica. Un síntoma es algo que solo usted puede sentir. Si tiene algún signo o síntoma que pueda sugerir la existencia de un cáncer de mama, otro cáncer o una enfermedad, es posible que le hagan más pruebas según sea necesario. Se denominan pruebas de diagnóstico porque ayudan a diagnosticar una enfermedad o afección. Es importante que le diga a su profesional de atención médica si hay algo que no se ve o no se siente bien y que viene sucediendo desde hace varios días. ¡No espere para hablar!

Signos y síntomas para los que se podría indicar la realización de pruebas adicionales:

- Dolor en las mamas focalizado o concentrado en una zona.
- Bultos, masas o nódulos que se pueden palpar en la mama.
- Bulto o hinchazón en la axila o cerca de ella.
- Síntomas relacionados con los implantes mamarios.
- Cambios en la piel.
- Secreción del pezón.

Dolor en las mamas

El dolor en las mamas es frecuente en personas de sexo biológico femenino. El dolor en ambas mamas y el dolor intermitente se consideran benignos y no suelen asociarse con el cáncer de mama. El dolor persistente debe consultarse con el profesional de atención médica. El dolor puede vigilarse para ver si persiste, si es intenso y si hay cambios en la piel u otros síntomas, como un bulto o una secreción del pezón. En el caso de un dolor focalizado o concentrado en una zona, puede hacerse una ecografía. También puede hacerse una mamografía si tiene 30 años o más y no se ha hecho una mamografía recientemente. En función de los resultados de las pruebas, podría ser necesario realizar más estudios.

Bultos y otros signos

Si tiene algún síntoma que pueda palpar con la mano, como un bulto, una masa, nódulos o engrosamiento de la piel:

- **Para las personas menores de 30 años,** se prefiere una ecografía como prueba diagnóstica. Sin embargo, su médico puede esperar y observar cualquier cambio durante 1 o 2 ciclos menstruales antes de solicitar una ecografía.
- **Para las personas de 30 años o más,** se recomienda una mamografía de diagnóstico y una ecografía.

En el caso de un hallazgo benigno (no canceroso), es posible que no necesite ninguna otra evaluación. Si la mamografía o la ecografía muestran algo, el profesional de atención médica puede recomendar una biopsia con aguja gruesa, exámenes físicos adicionales, mamografías o ecografías más frecuentes para observar el síntoma. Usted también constituye una parte importante del seguimiento y debe informar a su profesional de atención médica si nota algún cambio nuevo.

Bulto en la axila o cerca de ella

Se realizará una ecografía y una mamografía de diagnóstico para detectar un bulto o una masa en la axila o cerca de ella. Si tiene menos de 30 años, es posible que solo se realice una mamografía si los resultados de la ecografía no son claros o si se sospecha la presencia de cáncer. Según los síntomas que tenga, se le podría remitir a un mastólogo.

Síntomas relacionados con los implantes mamarios

Las personas con implantes mamarios tienen un riesgo muy pequeño de padecer linfoma anaplásico de células grandes asociado a implantes mamarios (LACG-AIM), un tipo de cáncer llamado linfoma periférico de células T. Especialmente, se observa en los implantes texturizados de 7 a 9 años después de la cirugía de implantes. Los principales síntomas del LACG-AIM son inflamación persistente, un bulto o dolor alrededor del implante mamario. Dado que el LACG-AIM es tan poco frecuente, solo se someterá a más pruebas a las personas que presentan síntomas.

Si ha pasado más de 1 año desde la cirugía de implantes mamarios y tiene síntomas relacionados con los implantes, su profesional de atención médica debe consultar con un equipo de expertos médicos con experiencia en problemas relacionados con los implantes. Si se sospecha que se trata de LACG-AIM, se le realizarán más pruebas.

Cambios en la piel

Los cambios en la piel incluyen formación de pliegues, hoyuelos, erupciones o el enrojecimiento de la piel de la mama. Algunas personas presentan una erupción o enrojecimiento del pezón y de la piel circundante. La piel puede asemejarse a la cáscara de naranja o la textura puede sentirse diferente.

Algunos cambios en la piel pueden ser un signo de cáncer de mama inflamatorio (CMI). Los cambios en la piel alrededor del pezón pueden ser una afección diferente conocida como enfermedad de Paget de la mama. Dado que estas enfermedades son difíciles de diagnosticar, es posible que se le remita a un mastólogo.

Posible cáncer de mama inflamatorio

El cáncer de mama inflamatorio (CMI) es un cáncer poco frecuente y agresivo que obstruye los vasos linfáticos en la piel de la mama. Esto hace que la mama se vea roja e hinchada y se sienta caliente al tacto.

Posibles signos de CMI:

- Piel de naranja (aspecto picado o con hoyuelos de la piel).
- Engrosamiento de la piel (la piel tiene una textura de piel de naranja).
- Edema (inflamación causada por el exceso de líquido en el tejido corporal).
- Eritema (enrojecimiento de la piel, generalmente como manchas).

Si se sospecha un CMI, el radiólogo recomendará la realización de estudios de diagnóstico por imágenes adecuados. Los estudios pueden incluir una mamografía, una ecografía o ambas. En caso de sospecha, puede recomendarse una biopsia de la mama o una biopsia por punción de la piel. En caso de sospecha, puede recomendarse una biopsia de la mama o una biopsia por punción de la piel.

Consulte más información sobre el cáncer de mama inflamatorio en *NCCN Guidelines for Patients: Cáncer de mama inflamatorio* en NCCN.org/patientguidelines y en la aplicación NCCN Patient Guides for Cancer.

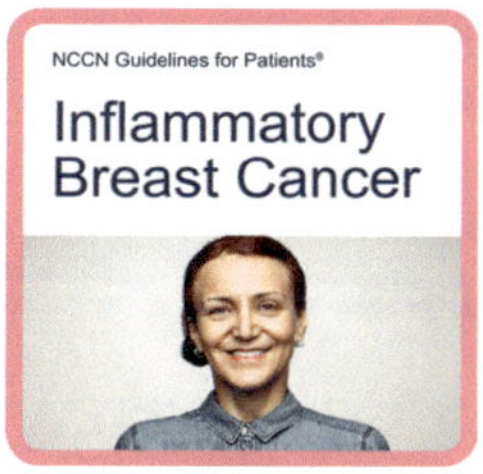

Conozca sus mamas e informe inmediatamente de cualquier cambio a su profesional de atención médica.

Posible enfermedad de Paget de la mama

En la enfermedad de Paget, se encuentran células anormales en el pezón. Esto puede causar irritación o sangrado del pezón, erupción escamosa del pezón y úlceras cutáneas. Si se sospecha de la enfermedad de Paget, se realizará una mamografía de diagnóstico. También puede hacerse una ecografía.

Secreción del pezón

Cuando sale un líquido del pezón que no es leche, se denomina secreción. La secreción del pezón es común y, en la mayoría de los casos, no está relacionada con el cáncer de mama.

Por ejemplo, la secreción del pezón puede producirse:

- Durante el embarazo después de la estimulación mamaria.
- En personas con ciertas afecciones de la tiroides.
- En personas que toman medicamentos, como estrógenos, anticonceptivos orales, opiáceos y ciertos medicamentos para la presión arterial.
- Debido a una inflamación del conducto mamario que no está relacionada con el cáncer.

La secreción del pezón es normal durante la lactancia. Algunas personas en período de lactancia pueden tener pequeñas cantidades de una secreción amarilla, verde o lechosa si se aprietan los pezones. Es lo que se denomina secreción exprimida. Sin embargo, es anormal cuando la secreción del pezón presenta alguna de las siguientes características:

- Espontánea: se produce sin apretar o se ve una secreción seca en el sujetador o la ropa.
- Sanguinolenta o transparente.
- De un solo orificio ductal en el pezón de una sola mama.

Si tiene una secreción anormal del pezón sin otros síntomas, estos son los pasos que debe seguir:

- **Para las personas menores de 30 años,** se realizará una ecografía. También puede realizarse una mamografía de diagnóstico.
- **Para las personas de 30 años o más,** habitualmente se realizará una ecografía y una mamografía de diagnóstico.

Según el resultado BI-RADS, es posible que se realice una biopsia de aguja gruesa, exámenes físicos adicionales, mamografías o ecografías más frecuentes para controlar el síntoma. Es posible que se realice una derivación a un mastólogo y que le hagan una RM de mama. Si tiene alguna pregunta o duda, hable con su profesional de atención médica.

Secreción lechosa

En caso de secreción lechosa en ambas mamas (bilateral), es posible que le hagan un estudio endocrino (hormonal). La secreción lechosa suele ser normal en el embarazo. Las mamografías y ecografías mamarias no suelen realizarse en caso de secreción lechosa.

Cambios en el pezón

Los pezones invertidos o retraídos se meten hacia dentro del pecho en lugar de sobresalir. Para algunas personas esto es normal, sin embargo, si el pezón se invierte o cambia repentinamente, comuníqueselo a su profesional de atención médica.

Si tiene el pezón invertido o retraído sin que aparezca un bulto u otros síntomas:

- **Para las personas menores de 30 años,** se realizará una ecografía.
- **Para las personas de 30 años o más,** se realizará una ecografía y una mamografía de diagnóstico.

Según el resultado BI-RADS, es posible que se realice una biopsia de aguja gruesa, exámenes físicos adicionales, mamografías, RM o ecografías mamarias más frecuentes. Es posible que se realice una derivación a un mastólogo y que le hagan una RM de mama. Si tiene alguna pregunta o duda, hable con su profesional de atención médica.

¡Nos interesan sus comentarios!

Nuestro objetivo es brindar información útil y fácil de entender sobre el cáncer. Realice nuestra encuesta para decirnos qué hicimos bien y qué podríamos mejorar.
NCCN.org/patients/feedback

Personas de sexo biológico masculino

Las personas de sexo biológico masculino no suelen someterse a mamografías de detección de rutina. Sin embargo, las personas de sexo masculino pueden padecer cáncer de mama y aquellas con una mutación en el gen *BRCA2* podrían realizarse mamografías de detección de rutina.

Ginecomastia

La ginecomastia es el crecimiento anormal del tejido mamario en las personas de sexo biológico masculino. Puede haber preocupación si un pecho parece agrandado. Esto se llama ginecomastia asimétrica. Si no está claro que tenga ginecomastia, puede realizarse una mamografía de diagnóstico con posible ecografía.

Bultos o cambios en los pezones

Si tiene una secreción sanguinolenta del pezón o síntomas palpables, como un bulto, se realizará una ecografía además de la mamografía diagnóstica. También puede realizarse una biopsia con aguja gruesa. Se controlará su estado, y es posible que se le pida que vuelva a su profesional de atención médica para realizarse pruebas periódicas. Considere la posibilidad de ver a un mastólogo.

Biopsia

Una biopsia es la extracción de una muestra de tejido del cuerpo para analizarlo. Un anatomopatólogo examinará la biopsia para determinar si hay cáncer y redactará un informe anatomopatológico.

De acuerdo con los resultados de la biopsia, es posible que no necesite ninguna prueba adicional y que vuelva a los cuidados rutinarios de seguimiento. Sin embargo, los resultados de la biopsia pueden requerir pruebas adicionales o estudios de diagnóstico por imágenes más frecuentes. Si se detecta un cáncer, se le derivará para que reciba un tratamiento oncológico.

Hay distintos tipos de biopsias. Algunas biopsias se guían por imágenes, como una mamografía, una ecografía o una RM. La biopsia se toma

"A pesar de que mi hermana tuvo cáncer de mama tres veces y había sido diagnosticada genéticamente como *BRCA2* positivo, todavía estaba ASOMBRADO de que yo, un hombre de 54 años, pudiera tener cáncer de mama".

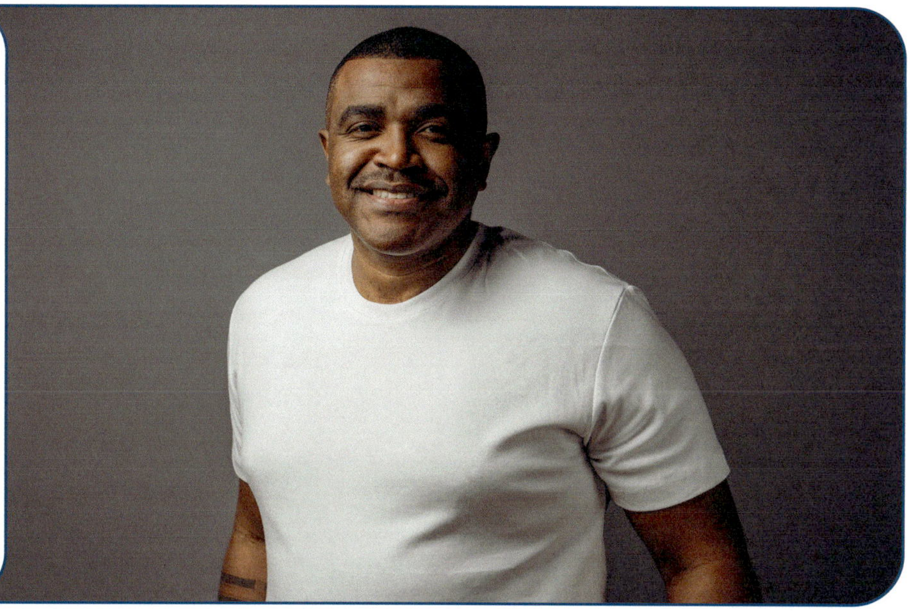

primero de la zona primaria o principal. También se pueden realizar biopsias en otras zonas.

Estos son los tipos de biopsias posibles:

- La **biopsia con aguja gruesa** utiliza agujas de diferentes tamaños para extraer una muestra de tejido o líquido y suele requerir una incisión muy pequeña. Este tipo de biopsia suele realizarla el radiólogo. En una **biopsia con aguja gruesa asistida por vacío (VACB),** se utiliza un dispositivo de vacío especial para aspirar una muestra a través de una aguja.
- La **aspiración con aguja fina (AAF)** utiliza una aguja pequeña para extraer una muestra de tejido o líquido. La AAF se utiliza con más frecuencia cuando se realiza una biopsia de un ganglio linfático de la axila.
- La **biopsia por incisión** extrae una pequeña cantidad de tejido a través de un corte en la piel o en el cuerpo y suele realizarla un cirujano.
- La **biopsia por escisión** extrae toda la zona anormal. No es el tipo de biopsia preferido, pero puede ser necesario si no hay otros métodos posibles o cuando los resultados de la biopsia no coinciden con los hallazgos esperados. La biopsia por escisión suele realizarse bajo anestesia en un quirófano a cargo de un cirujano.

Antes de realizar las biopsias, normalmente se inyecta un medicamento anestésico en la zona. Una biopsia por punción con aguja gruesa (BAG) permite extraer más de una muestra de tejido, pero normalmente a través de la misma zona de la mama. Las muestras son pequeñas. A menudo, la aguja se guía hasta el tumor con imágenes, pero también puede guiarse mediante ecografía o rayos X. Cuando se usa una mamografía durante una biopsia, se denomina biopsia estereotáctica con aguja.

Se pueden colocar uno o más clips cerca del tumor de mama durante una biopsia. Los clips son pequeños, no provocan dolor y están hechos de metal. Se usan para marcar el sitio para posibles

Biopsia

En una biopsia, se extrae una muestra del tejido. Hay distintos tipos de biopsia. Esta imagen muestra una biopsia con aguja guiada por ecografía.

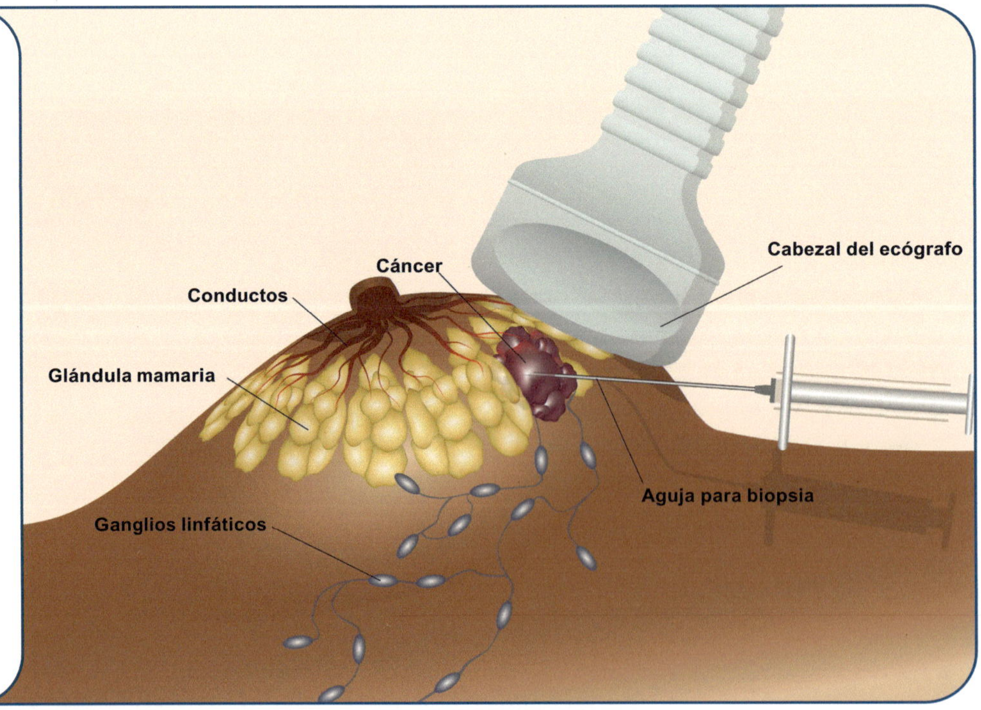

tratamientos e imágenes en el futuro. Los clips permanecen en su lugar hasta la cirugía. Si la zona donde se hizo la biopsia es benigna, el clip permanecerá en su lugar para marcar el sitio de la biopsia en futuras imágenes. El clip no causa problemas, incluso si se deja en el lugar durante mucho tiempo. Podrá pasar por la seguridad del aeropuerto y realizarse una RM.

Resultados de la biopsia

La histología es el estudio de la anatomía (estructura) de las células, los tejidos y los órganos observados al microscopio. Sirve para realizar un diagnóstico o tomar decisiones acerca del tratamiento. Su informe anatomopatológico contendrá información sobre la histología.

Puntos clave

- Un signo es algo que puede ser visto por otra persona, como su profesional de atención médica. Un síntoma es algo que solo usted puede sentir, como el dolor. Si tiene algún signo o síntoma que pueda sugerir la existencia de un cáncer de mama, otro cáncer o una enfermedad, le harán más pruebas.
- Algunos cambios en la piel pueden ser un signo de cáncer de mama inflamatorio (CMI) o de la enfermedad de Paget de la mama. Dado que estas enfermedades son difíciles de diagnosticar, es posible que se le remita a un mastólogo.
- Si se sospecha que se trata de un CMI, se realizará una mamografía de diagnóstico y, posiblemente, una ecografía. También podría hacerse una RM. Por lo general, será necesaria una biopsia.
- Si se sospecha de la enfermedad de Paget, se realizará una mamografía de diagnóstico y, posiblemente, una ecografía. Por lo general, será necesaria una biopsia.
- La secreción del pezón es común y, en muchos casos, no está relacionada con el cáncer de mama.
- Las personas de sexo biológico masculino con una mutación en el gen *BRCA2* deberían realizarse mamografías de detección de rutina.

Preguntas para hacer

- ¿Qué estudios de diagnóstico por imágenes recomienda y por qué?
- ¿A qué tipo de biopsia me someteré y qué harán para que me sienta bien?
- ¿Quién me explicará los resultados de los estudios de diagnóstico por imágenes o la biopsia?
- ¿Cómo puedo prepararme para un estudio de diagnóstico por imágenes o una biopsia?
- ¿Puede recomendarme un mastólogo?

6

Otros recursos

¿Quiere saber más? Aquí le explicamos cómo obtener ayuda adicional.

Qué más hay que saber

Este libro es una herramienta importante para mejorar la detección del cáncer y los cuidados oncológicos. En él, se explican con claridad las recomendaciones de los expertos y se sugieren preguntas que puede hacerle a su equipo de atención médica. Pero no es el único recurso que tiene.

Puede recibir tanta información y ayuda como necesite. A muchas personas les interesa saber más sobre los siguientes temas:

- Riesgo personal o familiar de padecer cáncer de mama y otros tipos de cáncer.
- Cómo reducir el riesgo de padecer cáncer de mama y otros tipos de cáncer.
- Encontrar un médico experto en cáncer de mama.

Qué más hacer

Su centro de salud puede ayudar con los próximos pasos. Suelen disponer de recursos *in situ* para ayudar a satisfacer sus necesidades y encontrar respuestas a sus preguntas. Los centros de salud también pueden informarle de los recursos existentes en su comunidad.

Además de la ayuda de sus profesionales de atención médica, los recursos enumerados en la siguiente sección proporcionan apoyo a muchas personas como usted. Consulte la lista y visite los sitios web que se indican para obtener más información sobre estas organizaciones.

Dónde obtener ayuda

Bone & Marrow Cancer Foundation
Bonemarrow.org

Breast Cancer Alliance
breastcanceralliance.org

Breastcancer.org
breastcancer.org

CanCare, Inc
Cancare.org

Cancer*Care*
Cancercare.org

Cancer Hope Network
Cancerhopenetwork.org

DenseBreast-info.org
DenseBreast-info.org

DiepC Foundation
diepcfoundation.org

FORCE - Facing Our Risk of Cancer Empowered
facingourrisk.org

GPAC: Global Patient Advocacy Coalition
GPACunited.org

GRACE
Cancergrace.org

HIS Breast Cancer Awareness
Hisbreastcancer.org

Imerman Angels
Imermanangels.org

Inflammatory Breast Cancer Research Foundation
ibcresearch.org

MedlinePlus
medlineplus.gov

National Coalition for Cancer Survivorship
canceradvocacy.org

Sharsheret
sharsheret.org

Triage Cancer
Triagecancer.org

Unite for HER
uniteforher.org

Young Survival Coalition (YSC)
Youngsurvival.org

Preguntas para hacer

- ¿Con quién debo hablar sobre vivienda, preparación de comidas y otras necesidades básicas?
- ¿Qué ayudas existen para el transporte, el cuidado de los niños y la atención domiciliaria?
- ¿Qué otros servicios están a mi disposición y a la de mis cuidadores?
- ¿Cómo me conecto con otras personas para crear un sistema de apoyo?
- ¿Con quién puedo hablar si no me siento en un entorno seguro en mi casa, el trabajo o mi barrio?

Recursos sobre el cáncer de mama

Puede encontrar más información sobre la detección del cáncer de mama en NCCN.org/patientguidelines y en la aplicación NCCN Patient Guides for Cancer.

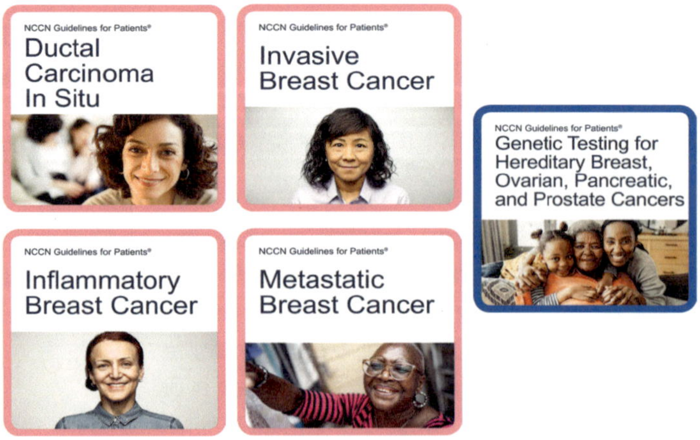

Palabras que debe conocer

anatomopatólogo
Un médico que interpreta las células y tejidos extirpados durante una biopsia o cirugía.

areola
Área más oscura y circular de la piel que se encuentra alrededor del pezón en la mama.

asesoramiento genético
Orientación de expertos sobre la posibilidad de que una enfermedad se transmita de padres a hijos.

biopsia
Procedimiento mediante el cual se toman muestras de fluidos o tejidos para analizarlas y detectar una enfermedad.

biopsia por punción con aguja gruesa (BAG)
Un procedimiento que extrae muestras de tejido con una aguja hueca. También llamada biopsia con aguja gruesa.

BI-RADS
El Breast Imaging Reporting and Data System (Sistema de información y datos de imágenes mamarias) o BI-RADS es un sistema estándar utilizado en los Estados Unidos para describir los hallazgos y resultados de las mamografías y clasificar la densidad mamaria en grupos. El BI-RADS también se puede utilizar para describir los resultados de una ecografía o una RM de mama.

calcificación
Depósitos de calcio en los tejidos.

cáncer de mama hereditario
Cáncer de mama probablemente provocado por una mutación genética hereditaria transmitida de padres a hijos.

carcinoma ductal
Cáncer derivado de las células que recubren los pequeños conductos con forma de tubo.

carcinoma ductal *in situ* (DCIS)
Un tipo de cáncer de mama que no se ha extendido a los conductos mamarios.

carcinoma lobular
Cáncer de mama que comenzó en las células que recubren las glándulas mamarias (lóbulos).

carcinoma lobular *in situ* (CLIS)
Afección benigna (no cancerosa), en la que se encuentran células anormales en los lóbulos de las mamas.

conducto
Estructura en forma de tubo a través de la cual la leche se desplaza hasta el pezón.

contraste
Sustancia que se coloca en el cuerpo para que las imágenes que se toman en los estudios de diagnóstico sean más claras.

ecografía
Procedimiento que usa ondas sonoras para tomar imágenes del interior del cuerpo.

examen clínico de las mamas (ECM)
Un examen físico de las mamas realizado por un profesional de atención médica para comprobar si hay bultos u otros cambios.

ganglio linfático
Pequeña estructura en forma de frijol que combate las enfermedades.

ganglio linfático axilar (ALN)
Pequeña estructura que combate las enfermedades, cerca de la axila.

ginecomastia
Crecimiento anormal del tejido mamario en las personas de sexo biológico masculino.

hiperplasia ductal atípica (HDA)
Afección benigna (no cancerosa) en la que hay más células de lo normal en el revestimiento de los conductos mamarios y las células tienen un aspecto anormal al microscopio. Tener una hiperplasia ductal atípica aumenta el riesgo de cáncer de mama.

hiperplasia lobular atípica (HLA)
Enfermedad benigna en la que hay más células de lo normal en los lóbulos mamarios y las células tienen un aspecto anormal al microscopio. Tener una hiperplasia lobular atípica aumenta el riesgo de cáncer de mama.

histología
Estructura de las células, los tejidos y los órganos observada a través del microscopio.

linfa
Líquido transparente que contiene glóbulos blancos.

lóbulo
Glándula en la mama que produce leche materna.

mamografía
Imagen radiográfica que se hace para obtener imágenes del interior de la mama.

mamografía de detección
Radiografías de las mamas tomadas para comprobar la existencia de cáncer de mama en una persona sin signos ni síntomas de cáncer.

mamografía de diagnóstico
Imágenes del interior de ambas mamas que se forman a partir de una serie de radiografías que se les realizan a personas con signos y síntomas.

neoplasia lobular
Enfermedad benigna en la que se encuentran células anormales en los lóbulos de la mama y que aumenta el riesgo de padecer cáncer de mama en el futuro. Los tipos de neoplasia lobular incluyen la hiperplasia lobular atípica (HLA) y el carcinoma lobular *in situ* (CLIS).

radiólogo
Un médico que interpreta los resultados de las mamografías, RM y otros estudios de diagnóstico por imágenes.

radioterapia (RT)
Tratamiento que utiliza rayos de alta energía.

resonancia magnética (RM)
Una prueba que usa ondas sonoras e imanes potentes para tomar fotografías del interior del cuerpo.

riesgo residual de por vida
Probabilidad de desarrollar cáncer de mama a lo largo de la vida en función del número de años de vida que le queden y de otros factores de riesgo.

secreción del pezón
Líquido que sale del pezón y que no es leche.

técnico
Persona capacitada para operar una máquina de diagnóstico por imágenes (por ejemplo, mamografía, ecografía o resonancia magnética) para obtener imágenes de las mamas.

Colaboradores de NCCN

Esta guía para pacientes se basa en NCCN Clinical Practice Guidelines in Oncology (NCCN Guidelines®) para la detección y el diagnóstico del cáncer de mama, versión 2.2025. Fue adaptada, revisada y publicada con la colaboración de las siguientes personas:

Dorothy A. Shead, máster en Ciencias
Directora ejecutiva de Operaciones de Información para Pacientes

Tanya Fischer, máster en Educación, máster en Ciencia de Librería e Información
Redactora médica sénior

Susan Kidney
Especialista ejecutiva en Diseño Gráfico

El desarrollo de NCCN Clinical Practice Guidelines in Oncology (NCCN Guidelines®) para la detección y el diagnóstico del cáncer de mama, versión 2.2025 estuvo a cargo de los siguientes miembros del panel de NCCN:

* Dra. Therese B. Bevers, presidenta
The University of Texas MD Anderson Cancer Center

* Dra. Bethany L. Niell, doctora en Medicina/vicepresidenta
Moffitt Cancer Center

Dra. Shadi Aminololama-Shakeri
UC Davis Comprehensive Cancer Center

Dra. Jennifer L. Baker
UCLA Jonsson Comprehensive Cancer Center

Dra. Debbie L. Bennett
Siteman Cancer Center, Barnes-Jewish Hospital and Washington University School of Medicine

Dra. Ermelinda Bonaccio
Roswell Park Comprehensive Cancer Center

Dra. Melissa S. Camp
Johns Hopkins Kimmel Cancer Center

Dra. Emily F. Conant
Abramson Cancer Center, University of Pennsylvania

Dra. Meghan R. Flanagan, máster en Salud Pública
Fred Hutchinson Cancer Center

Caitlin B. Mauer Hall, máster en Humanidades, máster en Ciencias, asesora genética certificada
UT Southwestern Simmons Comprehensive Cancer Center

Dr. Jeffrey R. Hawley
The Ohio State University Comprehensive Cancer Center - James Cancer Hospital and Solove Research Institute

Dr. Mark Helvie
University of Michigan Rogel Cancer Center

Dra. Tamarya L. Hoyt
Vanderbilt-Ingram Cancer Center

Dezheng Huo, doctor en Medicina
The UChicago Medicine Comprehensive Cancer Center

* Jennifer L. Ivanovich, máster en Ciencias, asesora genética certificada
Indiana University Melvin and Bren Simon Comprehensive Cancer Center

Dra. Swati Kulkarni
Robert H. Lurie Comprehensive Cancer Center of Northwestern University

Dra. Rachael B. Lancaster
O'Neal Comprehensive Cancer Center, UAB

Dra. Bhavika K. Patel
Mayo Clinic Comprehensive Cancer Center

Dr. Mark Pearlman
University of Michigan Rogel Cancer Center

Dra. Liane Philpotts
Yale Cancer Center/Smilow Cancer Hospital

Dra. Donna Plecha
Case Comprehensive Cancer Center/ University Hospitals Seidman Cancer Center and Cleveland Clinic Taussig Cancer Institute

Dra. Jennifer K. Plichta, máster en Ciencias
Duke Cancer Institute

Dra. Rebecca Shatsky
UC San Diego Moores Cancer Center

Mary Lou Smith, doctora en Derecho, máster en Dirección de Empresas
Research Advocacy Network

Dra. Clarie L. Streibert
Fox Chase Cancer Center

Dra. Roberta M. Strigel, máster en Ciencias
University of Wisconsin Carbone Cancer Center

Dra. Candice N. Thompson
Stanford Cancer Institute

* Dra. Natascha S. Thompson
St. Jude Children's Research Hospital/ The University of Tennessee Health Science Center

* Dra. Susan Weinstein
Abramson Cancer Center, University of Pennsylvania

Dra. Nicole S. Winkler
Huntsman Cancer Institute, University of Utah

Dra. Dulcy E. Wolverton
University of Colorado Cancer Center

Dra. Eren Yeh
Dana-Farber/Brigham and Women's Cancer Center

NCCN

Mary Anne Bergman
Coordinadora de las Guías

Katie Stehman, asistente médica certificada, master en Ciencias Médicas
Científica en Oncología/redactora médica

* Revisaron esta guía para pacientes. Para divulgaciones, visite NCCN.org/disclosures.

Centros oncológicos de NCCN

Abramson Cancer Center,
University of Pennsylvania
Filadelfia, Pensilvania
+1 800.789.7366 • *pennmedicine.org/cancer*

Case Comprehensive Cancer Center/
University Hospitals Seidman Cancer Center and
Cleveland Clinic Taussig Cancer Institute
Cleveland, Ohio
UH Seidman Cancer Center
+1 800.641.2422 • *uhhospitals.org/services/cancer-services*
CC Taussig Cancer Institute
+1 866.223.8100 • *my.clevelandclinic.org/departments/cancer*
Case CCC
+1 216.844.8797 • *case.edu/cancer*

City of Hope National Medical Center
Duarte, California
+1 800.826.4673 • *cityofhope.org*

Dana-Farber/Brigham and Women's Cancer Center |
Mass General Cancer Center
Boston, Massachusetts
+1 877.442.3324 • *youhaveus.org*
+1 617.726.5130 • *massgeneral.org/cancer-center*

Duke Cancer Institute
Durham, Carolina del Norte
+1 888.275.3853 • *dukecancerinstitute.org*

Fox Chase Cancer Center
Filadelfia, Pensilvania
+1 888.369.2427 • *foxchase.org*

Fred & Pamela Buffett Cancer Center
Omaha, Nebraska
+1 402.559.5600 • *unmc.edu/cancercenter*

Fred Hutchinson Cancer Center
Seattle, Washington
+1 206.667.5000 • *fredhutch.org*

Huntsman Cancer Institute, University of Utah
Salt Lake City, Utah
+1 800.824.2073 • *healthcare.utah.edu/huntsmancancerinstitute*

Indiana University Melvin and Bren Simon
Comprehensive Cancer Center
Indianápolis, Indiana
+1 888.600.4822 • *www.cancer.iu.edu*

Johns Hopkins Kimmel Cancer Center
Baltimore, Maryland
+1 410.955.8964
www.hopkinskimmelcancercenter.org

Mayo Clinic Comprehensive Cancer Center
Phoenix/Scottsdale, Arizona
Jacksonville, Florida
Rochester, Minnesota
+1 480.301.8000 • *Arizona*
+1 904.953.0853 • *Florida*
+1 507.538.3270 • *Minnesota*
mayoclinic.org/cancercenter

Memorial Sloan Kettering Cancer Center
Nueva York, Nueva York
+1 800.525.2225 • *mskcc.org*

Moffitt Cancer Center
Tampa, Florida
+1 888.663.3488 • *moffitt.org*

O'Neal Comprehensive Cancer Center, UAB
Birmingham, Alabama
+1 800.822.0933 • *uab.edu/onealcancercenter*

Robert H. Lurie Comprehensive Cancer Center,
Northwestern University
Chicago, Illinois
+1 866.587.4322 • *cancer.northwestern.edu*

Roswell Park Comprehensive Cancer Center
Búfalo, Nueva York
+1 877.275.7724 • *roswellpark.org*

Siteman Cancer Center, Barnes-Jewish Hospital
and Washington University School of Medicine
San Luis, Misuri
+1 800.600.3606 • *siteman.wustl.edu*

St. Jude Children's Research Hospital/
The University of Tennessee Health Science Center
Memphis, Tennessee
+1 866.278.5833 • *stjude.org*
+1 901.448.5500 • *uthsc.edu*

Stanford Cancer Institute
Stanford, California
+1 877.668.7535 • *cancer.stanford.edu*

The Ohio State University Comprehensive Cancer Center -
James Cancer Hospital and Solove Research Institute
Columbus, Ohio
+1 800.293.5066 • *cancer.osu.edu*

The UChicago Medicine Comprehensive Cancer Center
Chicago, Illinois
+1 773.702.1000 • *uchicagomedicine.org/cancer*

The University of Texas MD Anderson Cancer Center
Houston, Texas
+1 844.269.5922 • *mdanderson.org*

UC Davis Comprehensive Cancer Center
Sacramento, California
+1 916.734.5959 • +1 800.770.9261
health.ucdavis.edu/cancer

UC San Diego Moores Cancer Center
La Jolla, California
+1 858.822.6100 • cancer.ucsd.edu

UCLA Jonsson Comprehensive Cancer Center
Los Ángeles, California
+1 310.825.5268 • uclahealth.org/cancer

UCSF Helen Diller Family
Comprehensive Cancer Center
San Francisco, California
+1 800.689.8273 • cancer.ucsf.edu

University of Colorado Cancer Center
Aurora, Colorado
+1 720.848.0300 • coloradocancercenter.org

University of Michigan Rogel Cancer Center
Ann Arbor, Míchigan
+1 800.865.1125 • rogelcancercenter.org

University of Wisconsin Carbone Cancer Center
Madison, Wisconsin
+1 608.265.1700 • uwhealth.org/cancer

UT Southwestern Simmons
Comprehensive Cancer Center
Dallas, Texas
+1 214.648.3111 • utsouthwestern.edu/simmons

Vanderbilt-Ingram Cancer Center
Nashville, Tennessee
+1 877.936.8422 • vicc.org

Yale Cancer Center/Smilow Cancer Hospital
New Haven, Connecticut
+1 855.4.SMILOW • yalecancercenter.org

Comparta su opinión con nosotros.

Complete nuestra encuesta y contribuya para que NCCN Guidelines for Patients sea mejor para todos.

NCCN.org/patients/comments

Notas

Índice

Made in the USA
Monee, IL
05 November 2026

67382732R00031